시니어 우울증 예방·치료를 위한
시멘토 마음건강 워크북 〈4편〉

목차

긍정적인 말의 힘	2p	같은 그림 연결하기	19p
빨리 외치기 놀이	3p	짠 음식 피하기	20p
이웃과 소통하기	4p	같은 그림자 모양 찾기	21p
좋은 습관 만들기	5p	연 만들기	22p
요술 맷돌	6p	이부자리 스트레칭	23p
몸의 중심을 잡아주는 태권도	8p	노래 박자 맞추기	24p
기억하기 1	9p	나에게 힘이 되는 것	25p
기억하기 2	10p	명화 감상하기	26p
하하호호 웃음 치료	11p	공원 모습 기억하기 1	27p
시 따라 쓰기	12p	공원 모습 기억하기 2	28p
단어 끝말잇기	13p	마음 내려놓기	29p
화려한 공작새 만들기 1	14p	알록달록 색동 이불	30p
화려한 공작새 만들기 2	15p	감사 일기	31p
나의 인생 네 컷	16p	정답	32p
낱말 퍼즐	17p		
어울리지 않는 단어	18p		

년 월 일 요일

긍정적인 말의 힘

아래의 글자와 그림을 예쁘게 색칠하고, 긍정적인 말을 따라 읽어보세요.

말속에는 힘이 있습니다. 긍정적인 단어를 자주 사용하면 일상 속에서 긍정적인 변화를 이끌어낼 수 있습니다. 긍정적인 단어를 하루에 10개 이상 사용해 보세요.

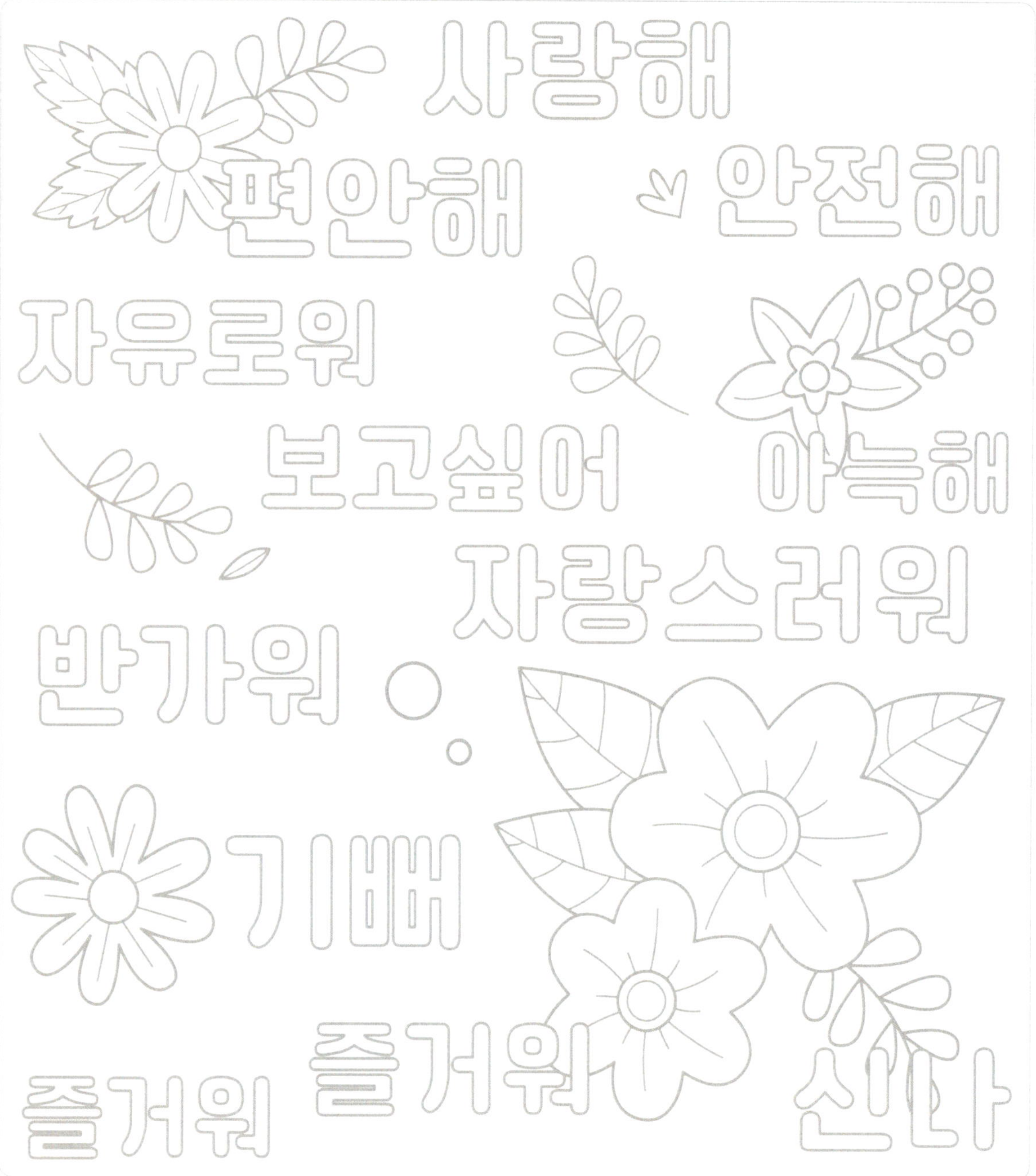

사랑해 편안해 안전해 자유로워 보고싶어 아늑해 자랑스러워 반가워 기뻐 즐거워 즐거워 신나

년 월 일 요일

빨리 외치기 놀이

〈규칙〉을 참고하여 아래 문자표를 빠르게 읽어보세요.

〈규칙〉 단어의 내용이 아닌, 단어의 색깔을 읽어보세요.

| 사슴 | 우정 | 초록 | 연필 | 우유 | 포도 |

정답: 초록 ➡ 빨강 ➡ 검정 ➡ 보라 ➡ 파랑 ➡ 초록

이름	우산	머리	사랑	야구	콩나물
노루	자두	어머니	하루	주황	무지개
다리	레몬	두부	바다	시계	칠판
가족	커피	가방	검정	말	우주
양말	인형	믿음	그릇	라디오	보라
반찬	부채	버스	바나나	영어	컵
감자	지우개	수박	서점	밤	도장
다리미	약국	배추	눈	언니	산

년   월   일   요일

이웃과 소통하기

아래 질문에 답해보세요.

✿ 현재 나의 이웃에는 어떤 사람들이 살고 있나요?

✿ 이웃과 소통했던 경험이 있나요? (물건을 빌렸던 경험, 김장을 함께 했던 경험, 다퉜던 경험 등)

실천하기 이웃과 소통하고 따뜻한 동네를 만들기 위해, 이웃에게 내가 먼저 따뜻한 인사를 건네봅시다.

안녕하세요!

내가 먼저 인사 건네기

년   월   일   요일

좋은 습관 만들기

좋은 습관을 만드는 방법을 배워보고 적용해 보세요.

〈 좋은 습관 만들기 〉

1. 현재 나의 습관을 모두 적어봅니다.
2. 기존의 습관 사이에 좋은 습관을 추가합니다.

· 일어나서 미지근한 물 한잔 마시기

+ 새로운 습관 : 영양제 복용하기

· 아침 먹기

> 물 마셨으니, 영양제까지 챙겨먹어야지!

3. 습관을 만드는 것은 매우 어려운 일입니다.
부정적인 생각은 접어두고 스스로를 응원해 주세요!

현재 나의 습관

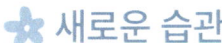 **새로운 습관**

현재 나의 습관

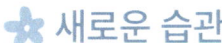 **새로운 습관**

현재 나의 습관

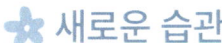 **새로운 습관**

현재 나의 습관

요술 맷돌

전래동화 〈요술 맷돌〉을 읽어보세요.

옛날 어느 마을에 착하지만 가난한 농부와 욕심쟁이 부자 영감이 살았습니다.
어느 날, 허름한 차림의 할아버지가 부자네 집에 밥을 얻어먹으러 왔습니다. 그런데 욕심 많은 부자 영감은 불같이 화를 내며 말했습니다.
"쳇. 영감한테 줄 음식이 어디 있어! 얼른 나가시오!"
쫓겨난 할아버지는 그만 길에서 쓰러지고 말았습니다.
"할아버지, 할아버지! 괜찮으세요?"
우연히 이를 본 착한 농부가 달려와 할아버지를 업고 집으로 달려왔습니다.
착한 농부는 집에 있는 곡식을 모두 털어 죽을 만들고, 할아버지를 극진히 간호했습니다.
"정말 고맙소. 덕분에 살았습니다. 내가 가지고 있는 게 없으니 이거라도 꼭 받아주시오."
할아버지는 맷돌을 주고 길을 떠났습니다.
착한 농부는 빈 맷돌을 돌리면서 혼잣말을 했습니다.
"휴. 집에 먹을 것이 하나도 없네. 맷돌에서 쌀이나 나오면 정말 좋겠구나."
그러자 맷돌에서 정말 쌀이 쏟아져 나오기 시작했습니다.
깜짝 놀란 착한 농부가 "보물 나와라!"라고 하면 보물이 쏟아져 나오고, "옷 나와라!"라고 하면 옷이 나왔습니다.

"우와. 요술 맷돌이구나!"

착한 농부는 요술 맷돌 덕분에 큰 부자가 되었습니다.
이 소식을 들은 욕심쟁이 부자 영감은 착한 농부의 집에
찾아갔습니다. 착한 농부가 없는 틈을 타, 욕심쟁이 부자 영감은
요술 맷돌을 훔쳐 달려 나왔습니다.

"후후. 먼 곳으로 도망가서 부자가 되어야겠다."

부자 영감은 먼 곳으로 가려고 배를 타고 바다로 나갔습니다.

"어디 한번 해볼까? 값비싼 소금을 한번 불러봐야겠다.
소금아, 쏟아져라! 난 더 부자가 될 거야! 하하!"

부자 영감은 끊임없이 맷돌을 돌리고 또 돌렸습니다.
그러다가 어느 순간 배에 소금이 산더미처럼 쌓여,
배는 결국 가라앉고 말았습니다.
그리고 지금까지 바다 저 깊은 곳에서는 맷돌이
뱅글뱅글 돌면서 소금이 계속 나와, 바다가 짜다고 알려졌습니다.

✿ 전래동화 <요술 맷돌>을 읽고 어떤 생각을 했나요?

_____

_____

✿ 나에게 요술 맷돌이 생긴다면 어떤 것이 나왔으면 좋겠나요? 그리고
   그 이유는 무엇인가요?

_____

_____

년 월 일 요일

몸의 중심을 잡아주는 태권도

태권도의 기본 동작을 따라 하며 배워보세요.

태권도는 몸과 마음을 단련해 강인한 정신력과 용기를 지니게 해주는 운동입니다. 태권도를 하며 힘차게 기합을 넣고, 손과 발을 내지르며 자신감과 활력을 얻어보세요.

❋ 나란히 서기

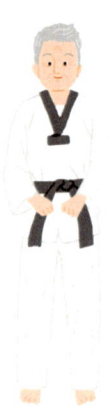

왼발을 옆으로 벌리고, 두 주먹을
가슴 쪽으로 올렸다가 아랫배 위로 내립니다.

❋ 공격 - 앞차기

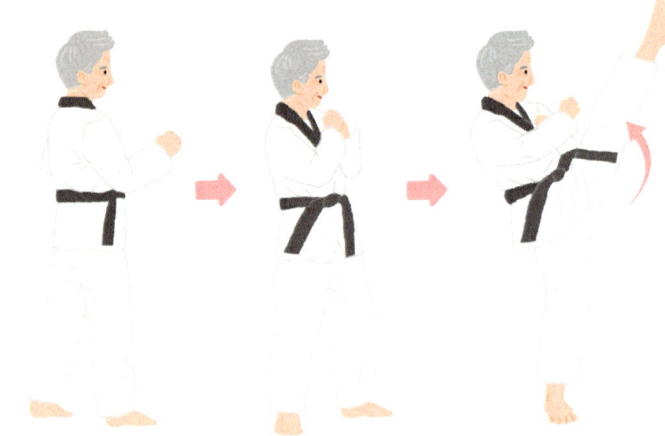

발가락을 위로 젖혀 앞축으로 차고 재빨리 원래 자세로 돌아갑니다.
주로 얼굴과 몸통을 공격하는 데 사용하는 기술입니다.

❋ 공격 - 지르기

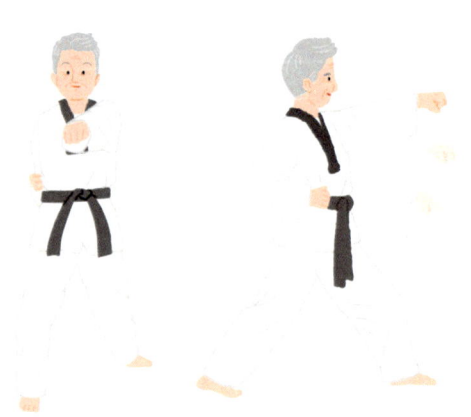

주먹을 일직선으로 쭉 뻗어 상대방의 얼굴이나
가슴을 주먹으로 지릅니다.

❋ 막기 - 얼굴 막기

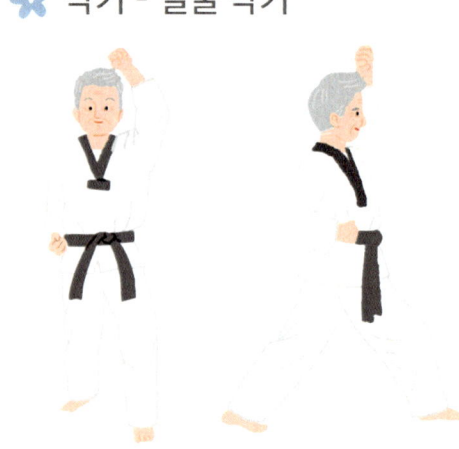

막는 팔의 주먹이 반대편 귀를 벗어나지 않도록
올리고, 팔목은 이마와 간격을 유지합니다.

년   월   일   요일

기억하기 1

아래 그림을 잘 기억하고 다음 장으로 넘어가세요.

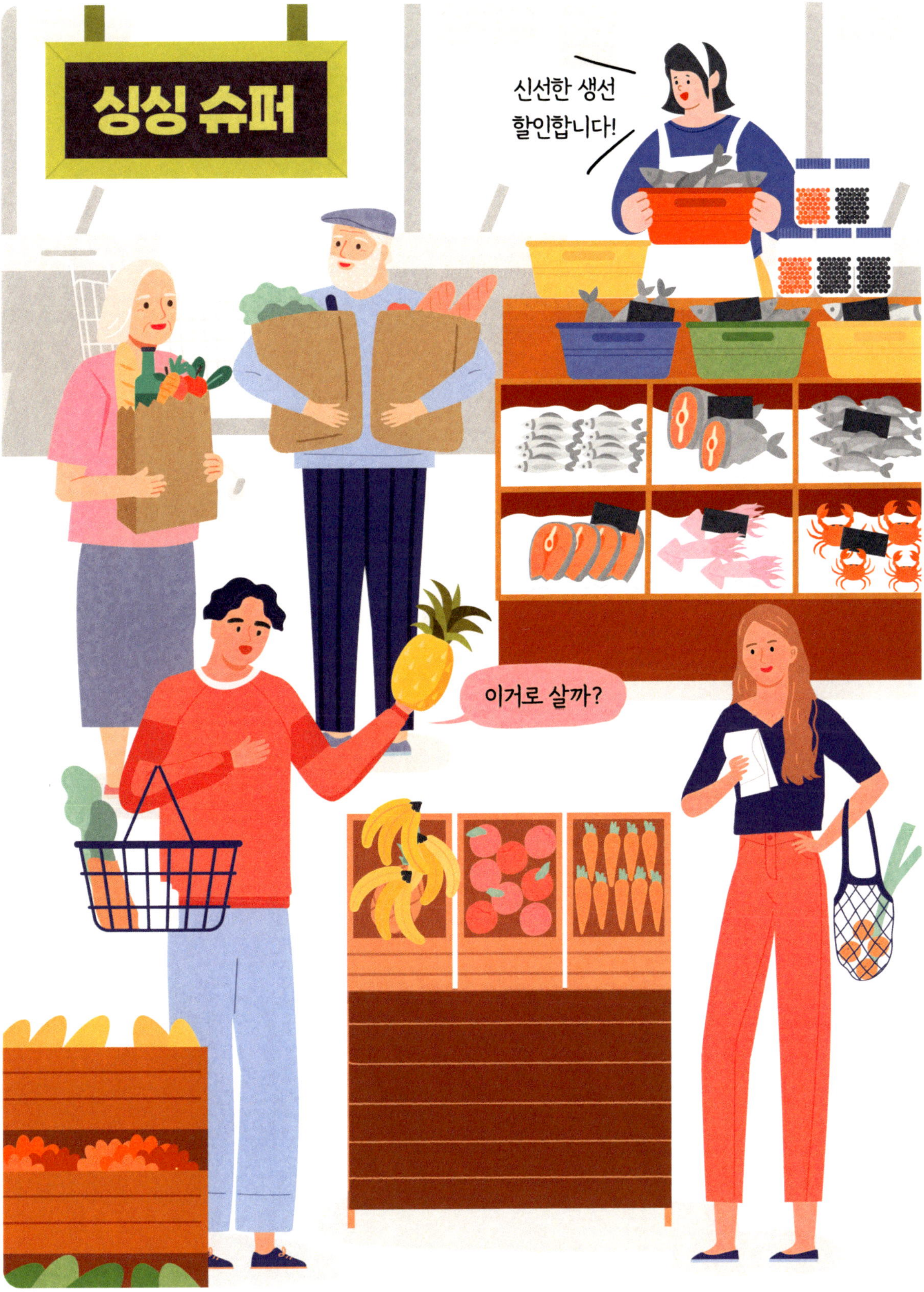

년   월   일   요일

기억하기 2

앞 장을 잘 기억해 보고, 바뀐 곳을 모두 찾아 동그라미 해보세요.

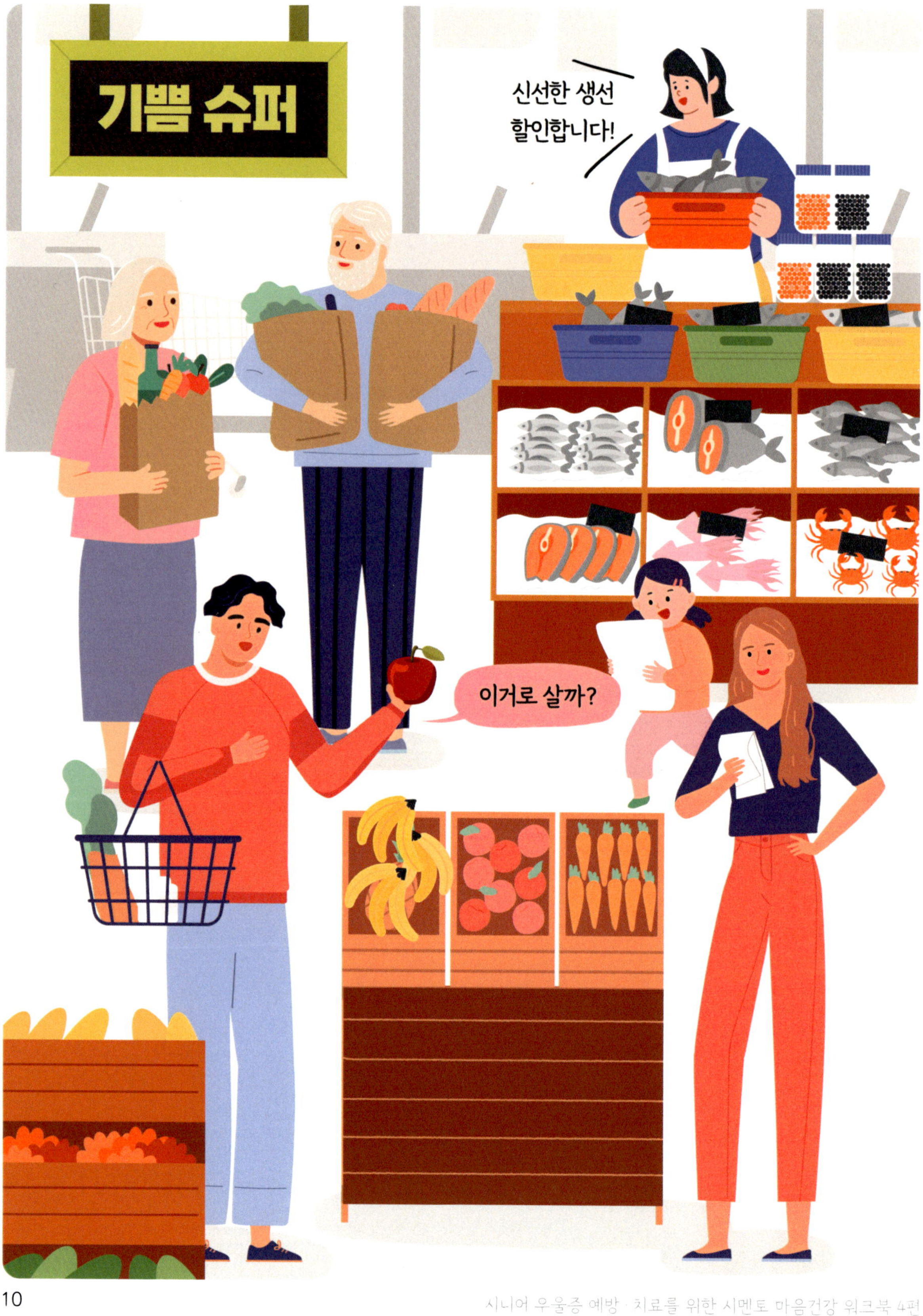

년   월   일   요일

하하호호 웃음 치료

아래 내용을 읽고 따라 해보세요.

웃음은 우리의 정신에 매우 긍정적인 효과를 줍니다.
일부러 웃는 웃음을 통해서도 부정적인 마음을 내려놓을 수 있습니다.
하루의 일부 시간을 내어 소리 내어 웃는 시간을 가져보면 어떨까요?

❋ 긍정적인 생각을 떠올려요.

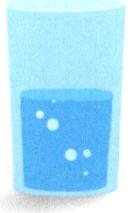

물이 반밖에 남지 않았네!

물이 반이나 남았네!

부정적인 생각을
긍정적인 생각으로 바꿔봅니다.

❋ 내 얼굴에 가장 즐거운 표정을 지어보세요.

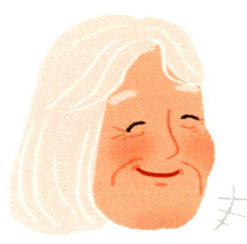

파안대소
破顔大笑

매우 즐거운 표정으로
활짝 웃는 웃음

나를 즐겁게 할 수 있는
일 한 가지를 해보세요.
작은 일이어도 좋아요.

❋ 손뼉을 치며 가장 큰 웃음을 지어보세요.

박장대소
拍掌大笑

손뼉을 치며 크게 웃는 웃음

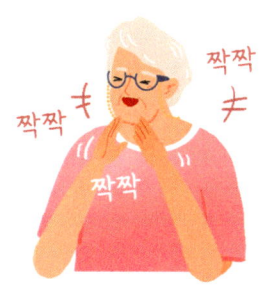

큰 소리로 웃어보세요.
나는 어떤 웃음소리를
가지고 있나요?

년   월   일   요일

시 따라 쓰기

아래의 시를 소리 내어 읽어 보고, 하단에 따라 적어 보세요.

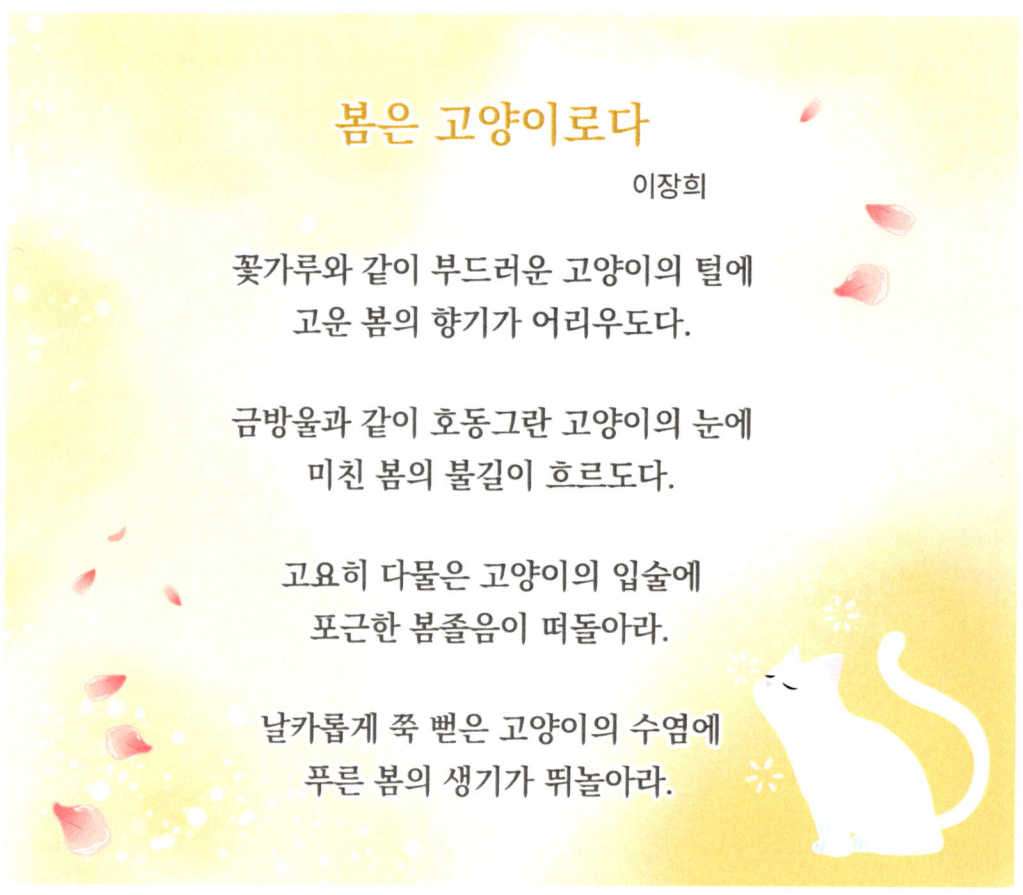

봄은 고양이로다

이장희

꽃가루와 같이 부드러운 고양이의 털에
고운 봄의 향기가 어리우도다.

금방울과 같이 호동그란 고양이의 눈에
미친 봄의 불길이 흐르도다.

고요히 다물은 고양이의 입술에
포근한 봄졸음이 떠돌아라.

날카롭게 쭉 뻗은 고양이의 수염에
푸른 봄의 생기가 뛰놀아라.

❋ 시에 대해 느낀 점을 얘기해 보고, 하단에 시를 따라 적어보세요.

년 월 일 요일

단어 끝말잇기

⟨보기⟩를 참고하여 빈칸을 채워보세요.

<보기>

까**치** ▶ **치마** ▶ **마**법**사** ▶ **사**진**기** ▶ **기**차

한복 ▶ _____ ▶ 아버지 ▶ 지갑 ▶ _____

경험 ▶ 험담 ▶ 담요 ▶ _____ ▶ 사랑

태권도 ▶ _____ ▶ 비행기 ▶ _____ ▶ 분위기

주사 ▶ _____ ▶ 서울 ▶ _____ ▶ 음식

국수 ▶ _____ ▶ 일기장 ▶ 장마 ▶ _____

리본 ▶ _____ ▶ 명함 ▶ _____ ▶ 눈치

해운대 ▶ _____ ▶ _____ ▶ _____

년 월 일 요일

화려한 공작새 만들기 1

가위와 풀을 준비해 아래 도형을 잘라 공작새의 깃털을 만들어보세요.

안쪽 면의 양 끝에 풀을 붙여 깃털을 만들어 주세요.

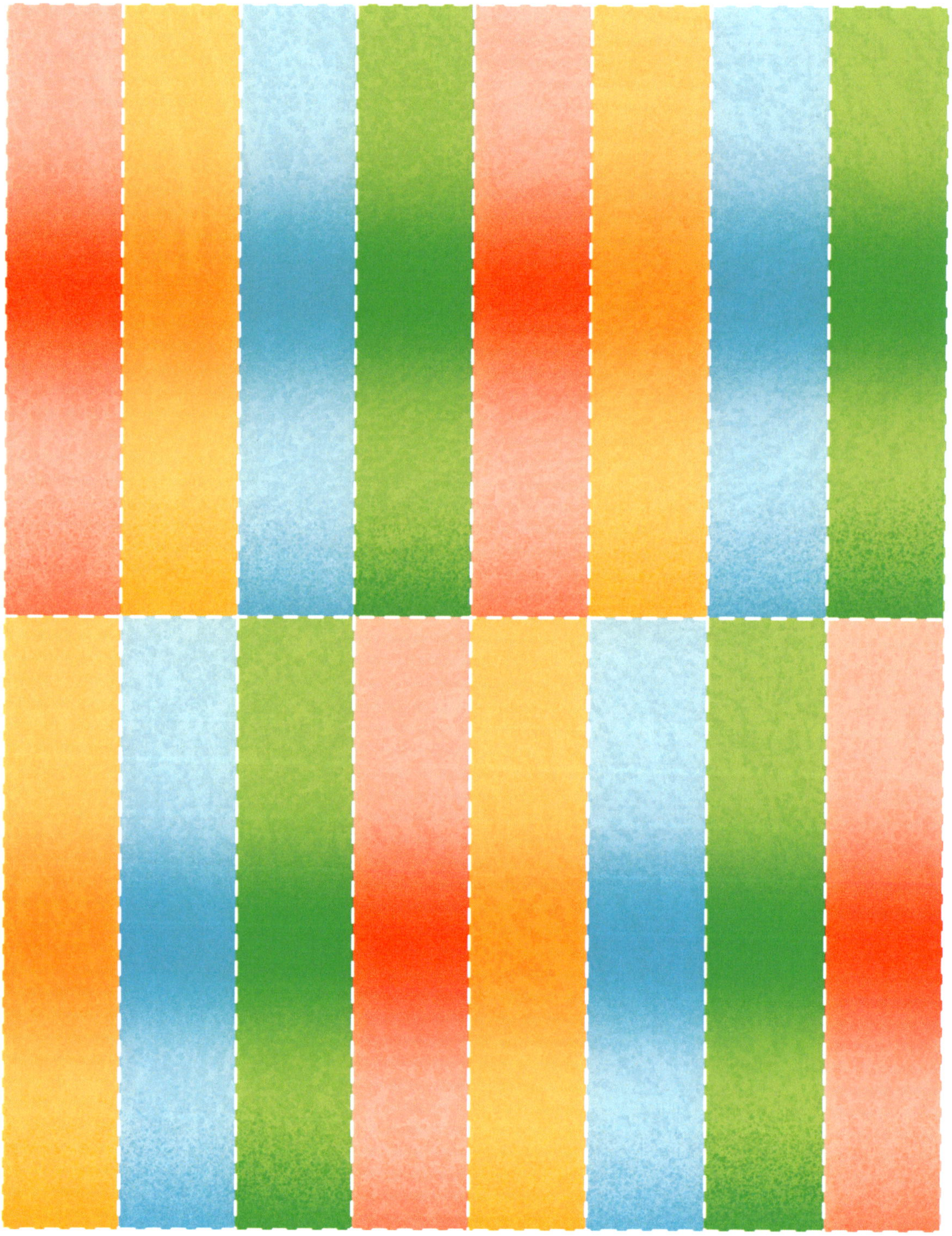

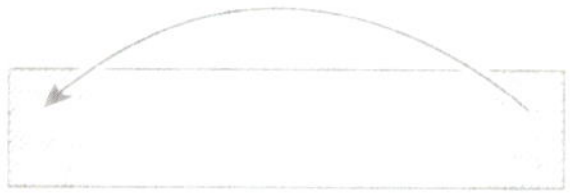

년   월   일   요일

화려한 공작새 만들기 2

왼쪽 페이지에서 만든 공작새의 깃털을 아래에 붙여 예쁘게 꾸며보세요.

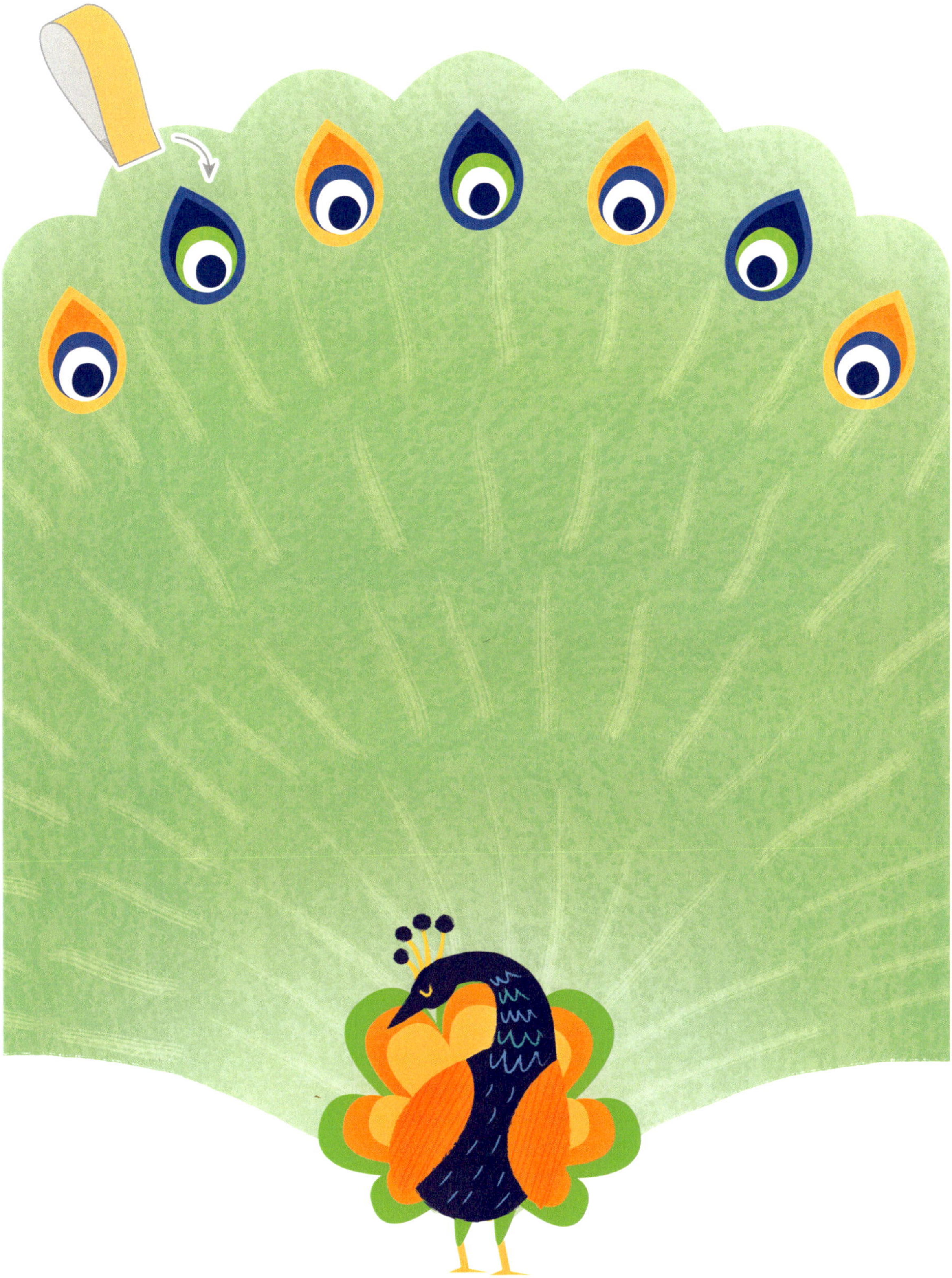

나의 인생 네 컷

나의 인생 전체를 생각해 보고 네 컷으로 나눠 그려보세요.

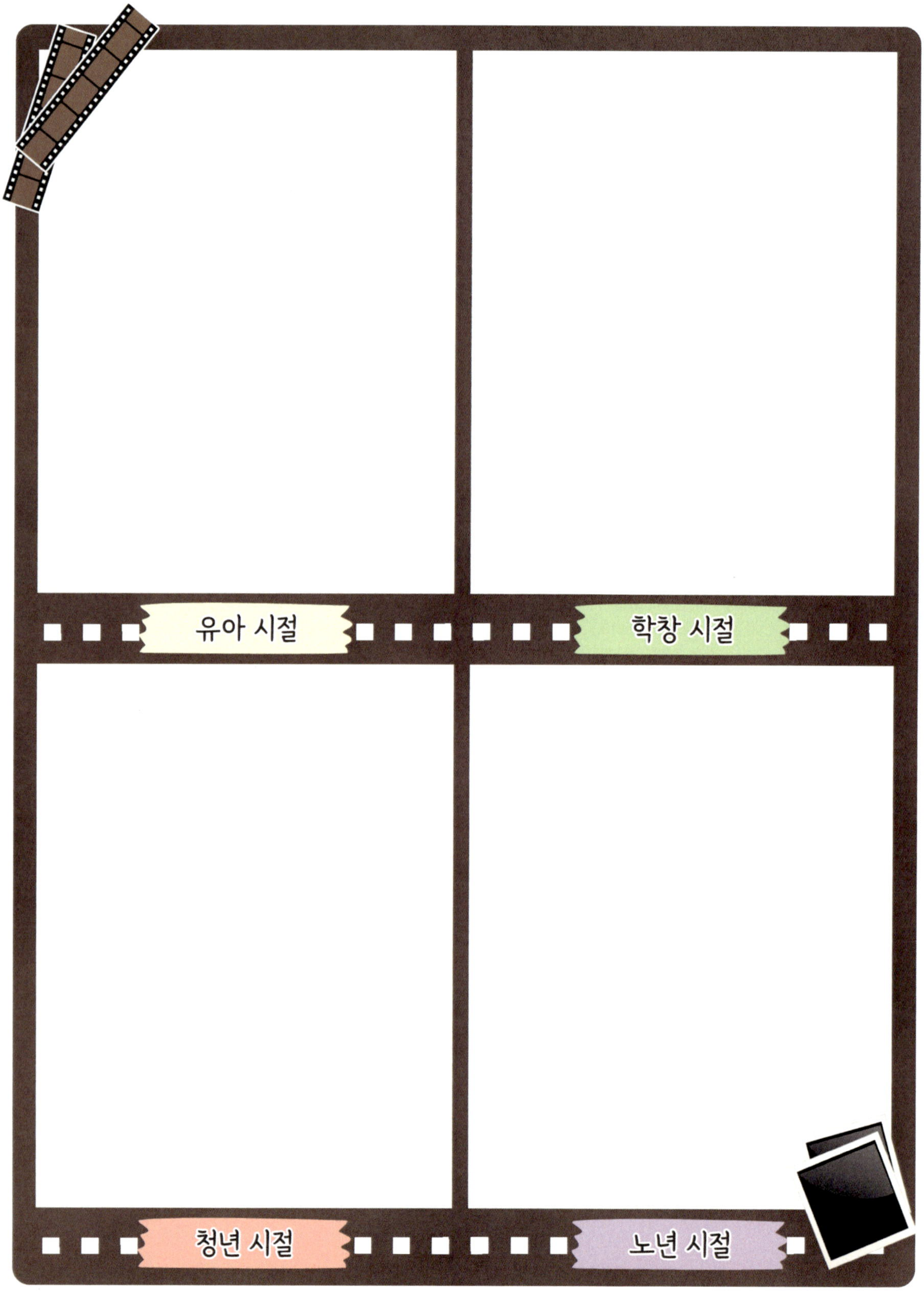

| 유아 시절 | 학창 시절 |
| 청년 시절 | 노년 시절 |

낱말 퍼즐

설명과 그림을 참고하여 낱말 퍼즐을 채워보세요.

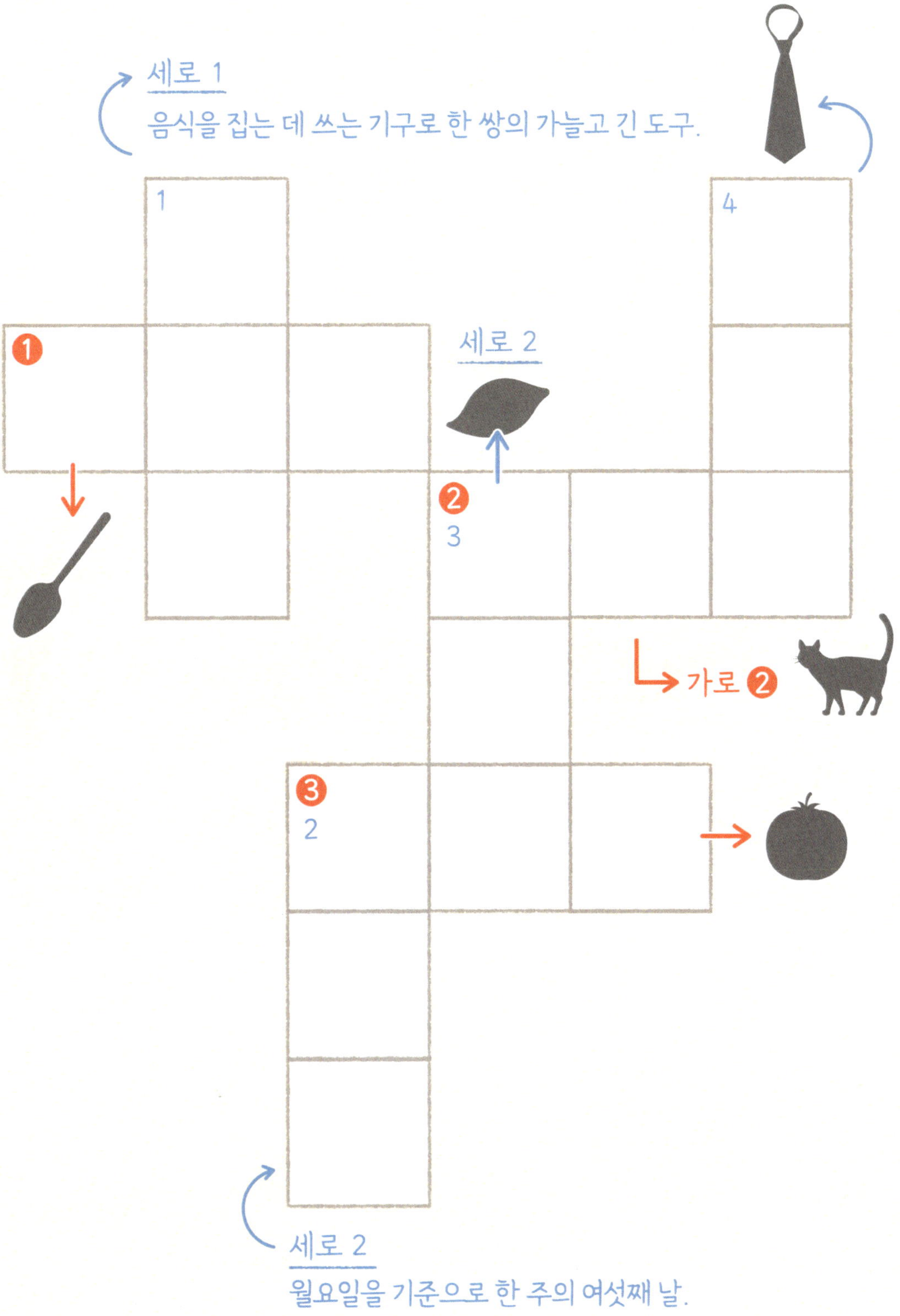

세로 1
음식을 집는 데 쓰는 기구로 한 쌍의 가늘고 긴 도구.

세로 2
월요일을 기준으로 한 주의 여섯째 날.

년 월 일 요일

어울리지 않는 단어

〈보기〉를 참고하여 단어들 중 다른 것과 어울리지 않는 단어를 골라보세요.

<보기>			
산	바다	강	(배)

1. 어류 · 포유류 · 조류 · 고등어
2. 배추 · 당근 · 소금 · 고구마
3. 수박 · 눈사람 · 장갑 · 손난로
4. 노랑 · 초록 · 파랑 · 붓
5. 제비 · 올빼미 · 갈매기 · 사슴
6. 김밥 · 당근 · 단무지 · 햄
7. 삼일절 · 현충일 · 광복절 · 월요일

같은 그림 연결하기

같은 그림이 3개 이상 연결된 그림을 찾아 선으로 연결해 보세요.

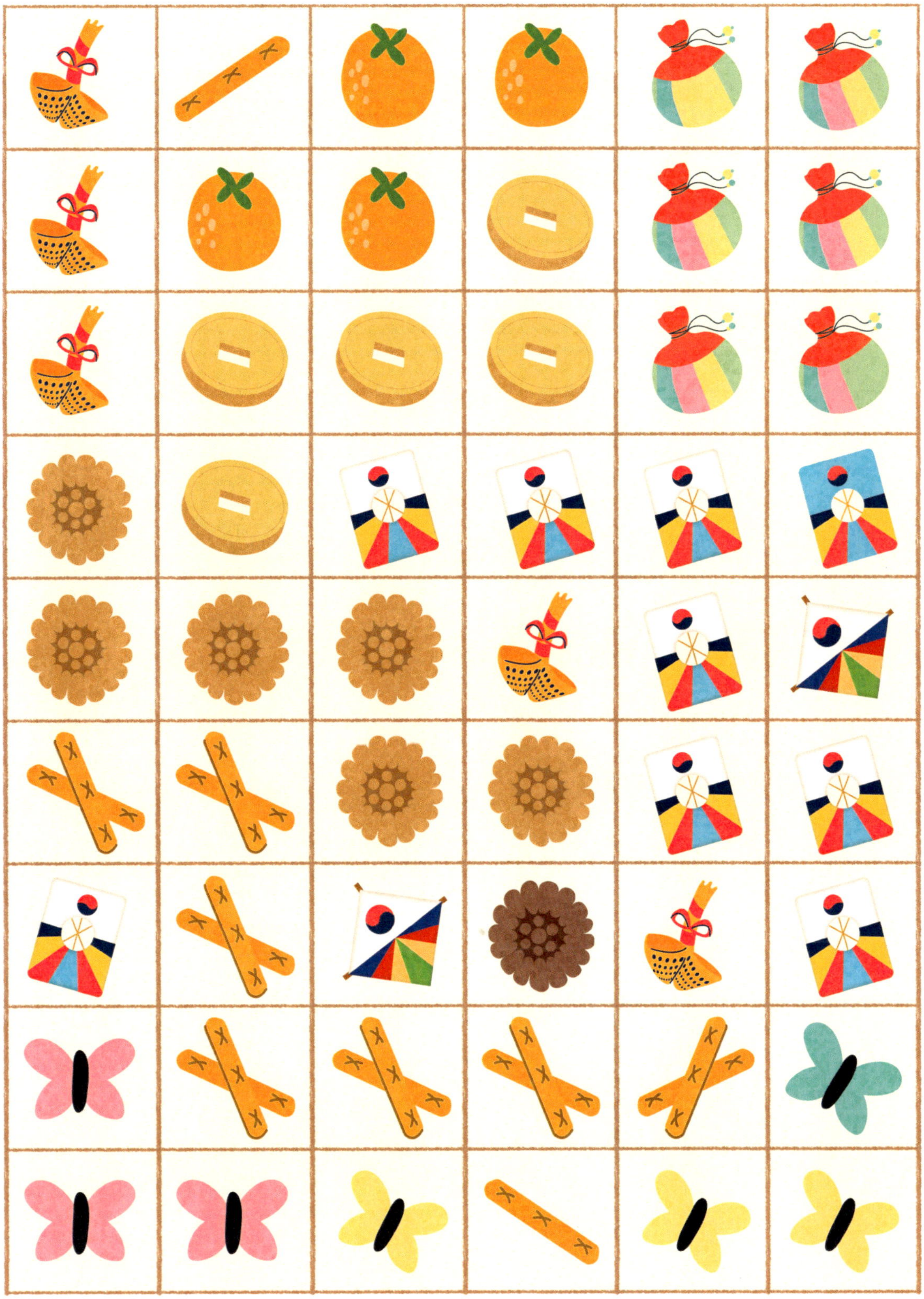

년   월   일   요일

짠 음식 피하기

나트륨에 대해 알아보고 오늘부터 건강한 식습관을 실천해 보세요.

<mark>나트륨</mark>은 우리 몸의 운영에 필요한 필수 영양소로 일반적으로 식사를 통해 섭취됩니다. 나트륨은 과하게 먹어도, 부족하게 먹어도 문제가 발생할 수 있어 <mark>일일 권장량을 유지하는 것이 매우 중요</mark>합니다. 소금(염화나트륨)의 40%를 차지하는 나트륨에 대해 알아보세요.

❋ 나트륨은 하루에 얼마나 섭취하면 좋을까요?

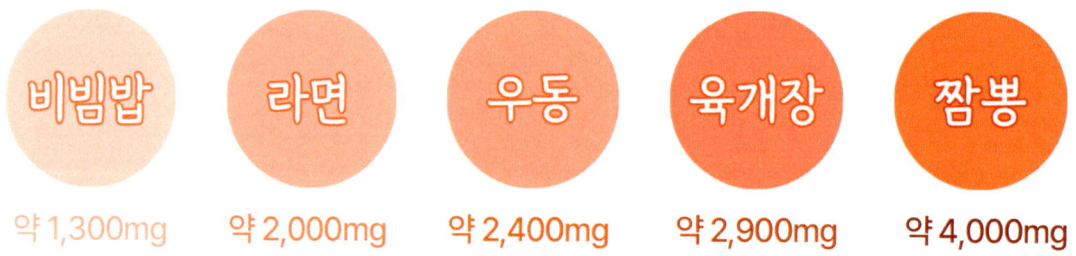

나트륨 하루 권장량
*WHO 권고 기준

나트륨 Na 2,000mg = 소금 5g(1작은술)

❋ 우리가 자주 먹는 음식에는 얼마나 많은 나트륨이 들어 있을까요?

비빔밥	라면	우동	육개장	짬뽕
약 1,300mg	약 2,000mg	약 2,400mg	약 2,900mg	약 4,000mg

❋ 나트륨의 과다 섭취를 막는 건강한 식습관

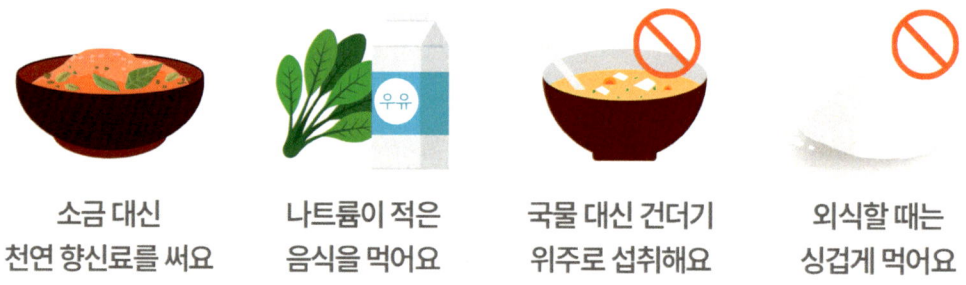

소금 대신 천연 향신료를 써요 | 나트륨이 적은 음식을 먹어요 | 국물 대신 건더기 위주로 섭취해요 | 외식할 때는 싱겁게 먹어요

년 월 일 요일

같은 그림자 모양 찾기

모양이 같은 그림자를 찾아 동그라미 해보세요.

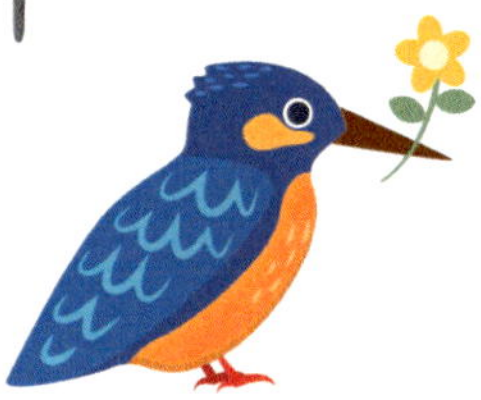

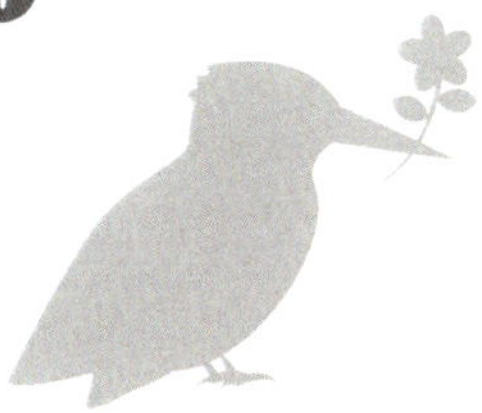

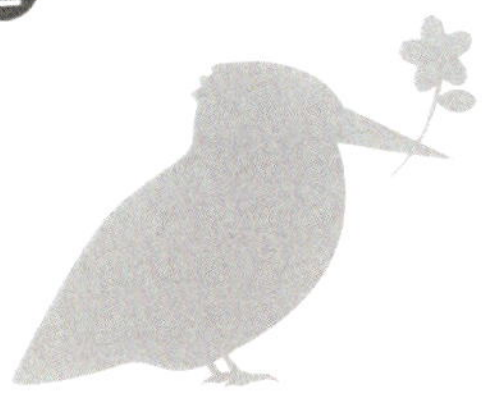

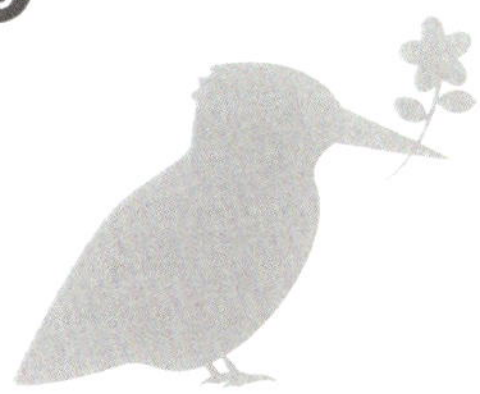

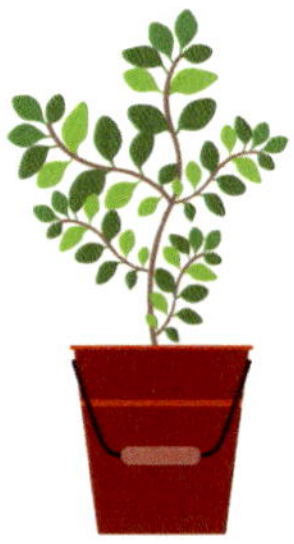

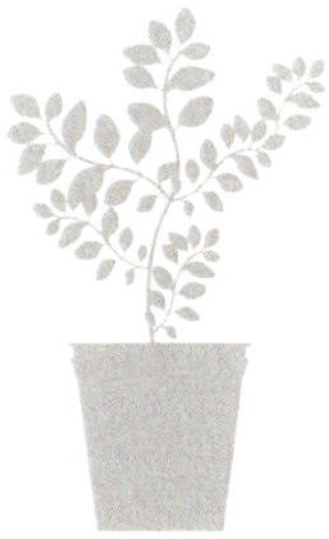

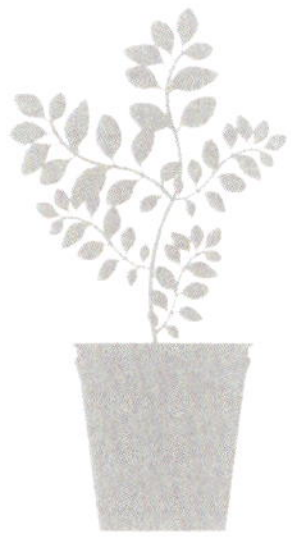

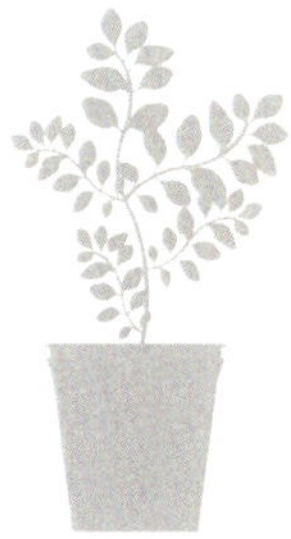

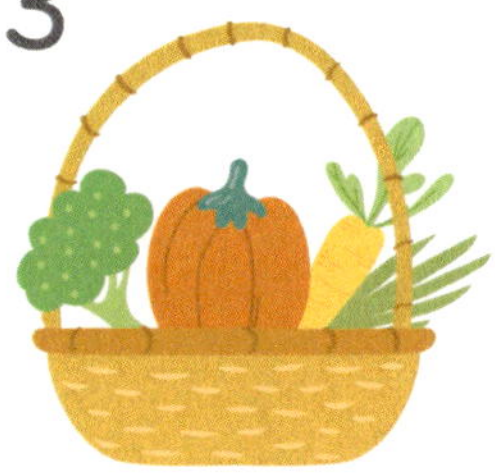

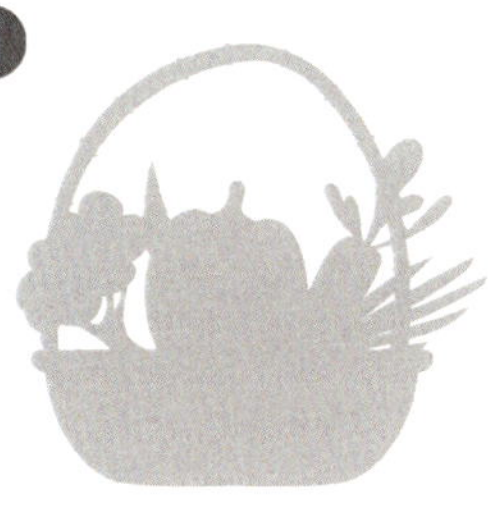

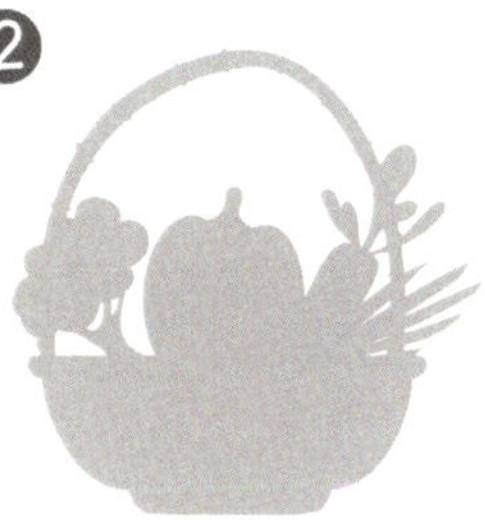

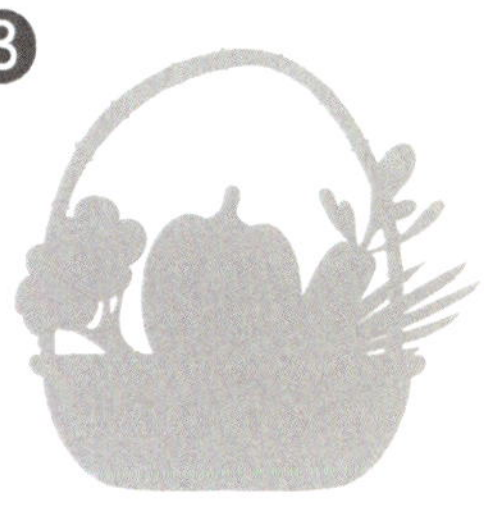

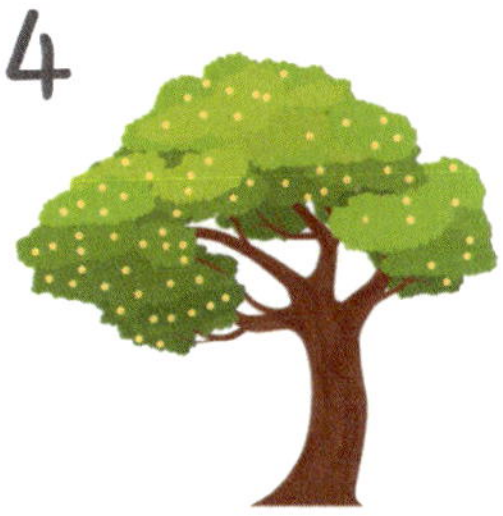

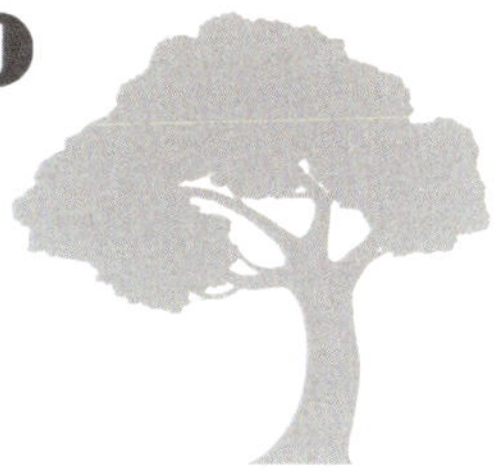

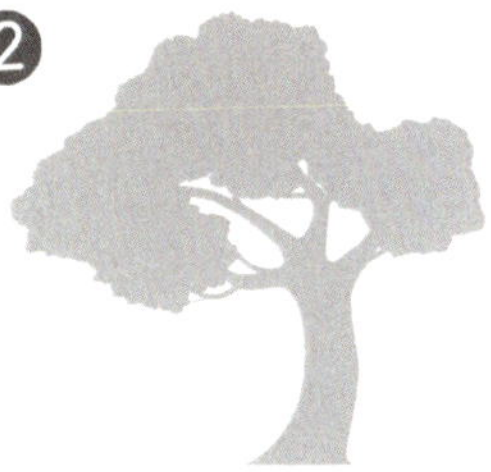

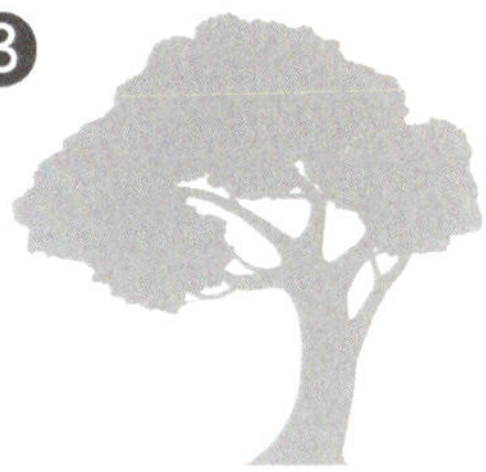

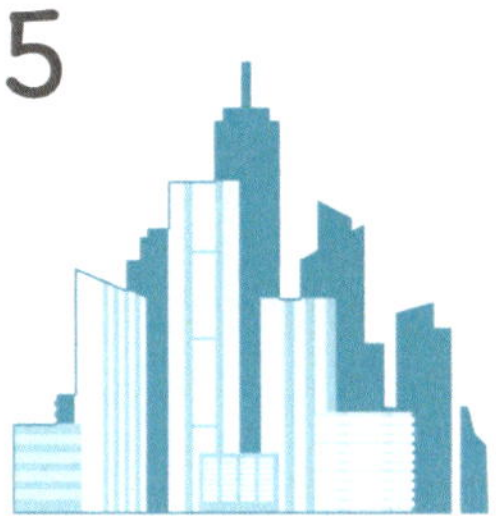

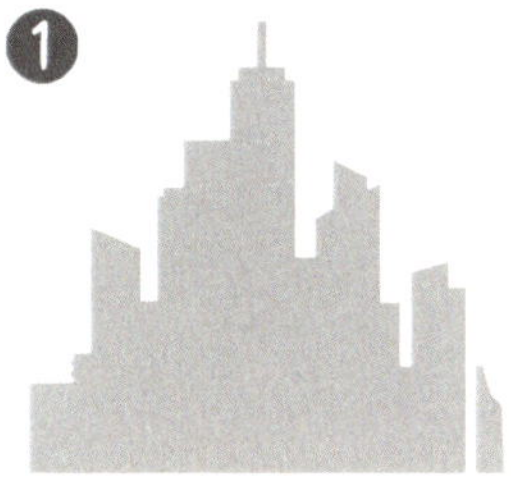

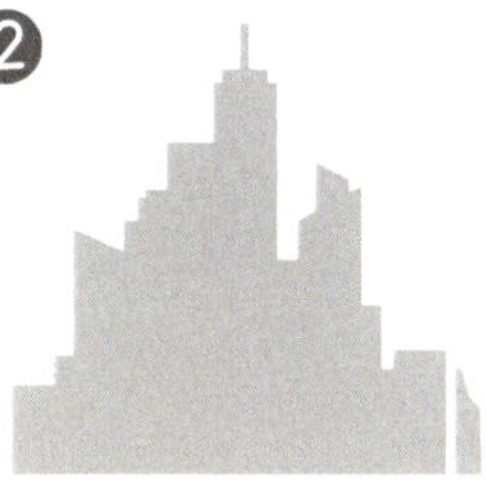

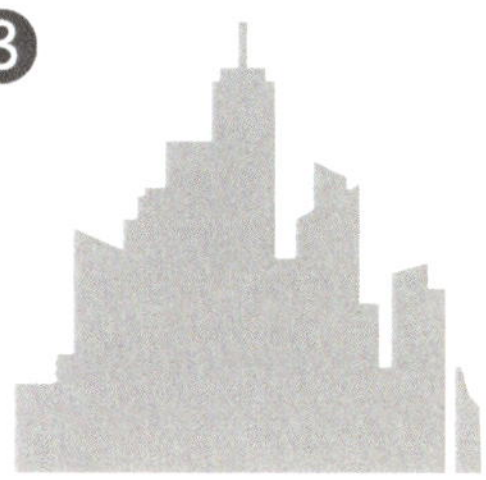

년 월 일 요일

연 만들기

아래 연을 자유롭게 꾸며보세요.

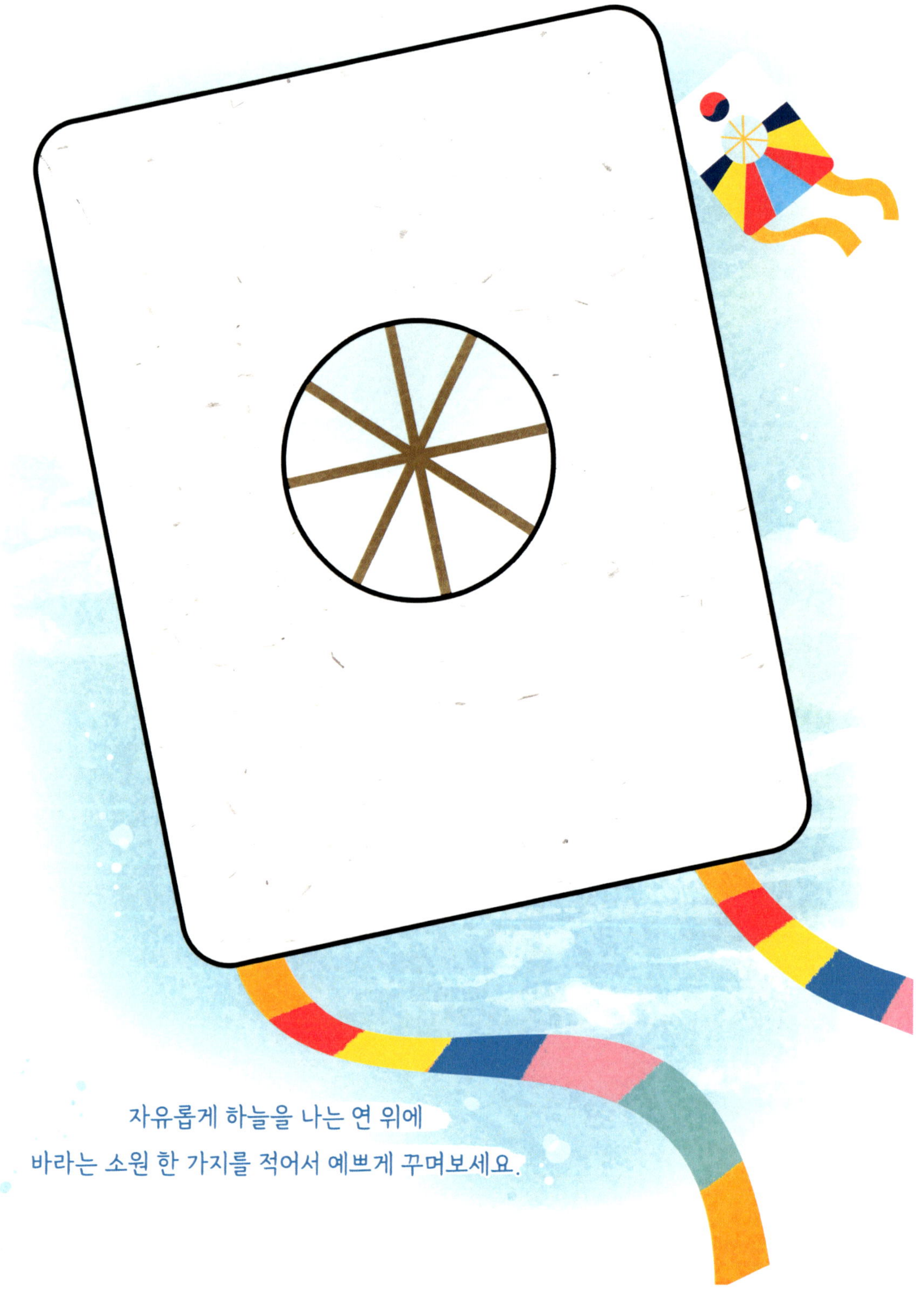

자유롭게 하늘을 나는 연 위에
바라는 소원 한 가지를 적어서 예쁘게 꾸며보세요.

년   월   일   요일

이부자리 스트레칭

아래 스트레칭 동작을 보고 따라 해보세요.

아침에 일어나 이불에서 할 수 있는 간단한 스트레칭을 배워보세요.
아침을 개운한 기분으로 시작할 수 있습니다.

❋ 척추 유연성과 자세 교정 스트레칭

① 기본자세   ② 고양이 자세   ③ 소 자세

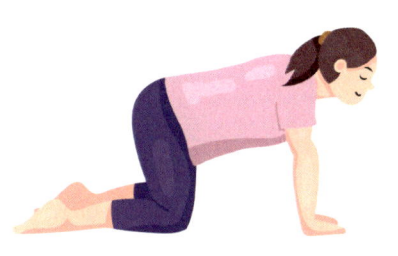 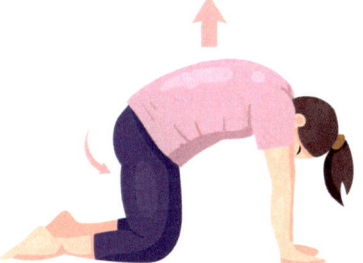 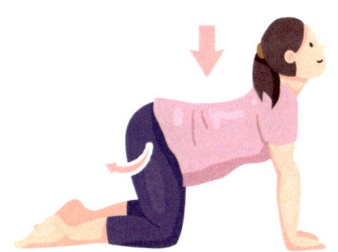

바닥에 양손과 무릎을 짚고　　꼬리뼈를 집어넣는 느낌으로　　엉덩이를 뒤로 빼며
어깨너비로 손을 벌려줍니다.　　등을 둥글게 말아줍니다.　　허리를 오목하게 내립니다.

❋ 등과 척추 강화 및 스트레칭 *허리 통증이 있다면 피하세요.

① 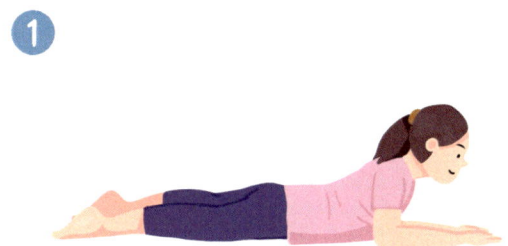　　②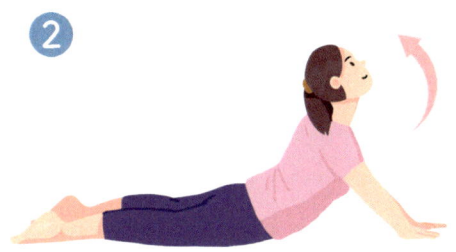

엎드린 상태에서 손바닥에서 팔꿈치까지　　상체를 쭉 일으켜 턱을 들어줍니다.
바닥에 붙여 허리를 쭉 펍니다.　　2~3초간 정지해 목 근육을 늘려줍니다.

년 월 일 요일

노래 박자 맞추기

아래 노래에 맞춰 박수를 쳐 보세요.

❋ **기본 음표 익히기** 아래 기본 음표를 따라 그려보세요.

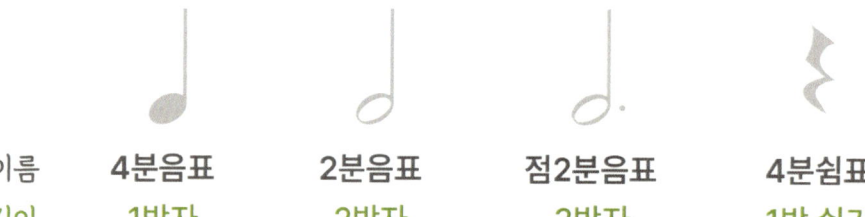

학교종

김메리 작사
김메리 작곡

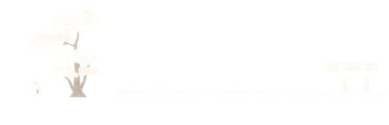

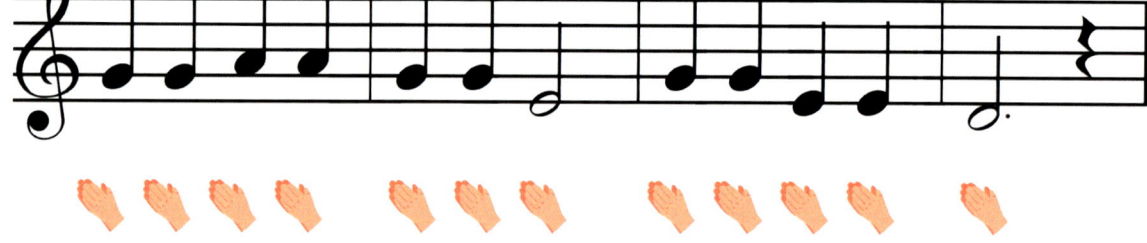

학 교 종 이   땡 땡 땡   어 서 모 이   자

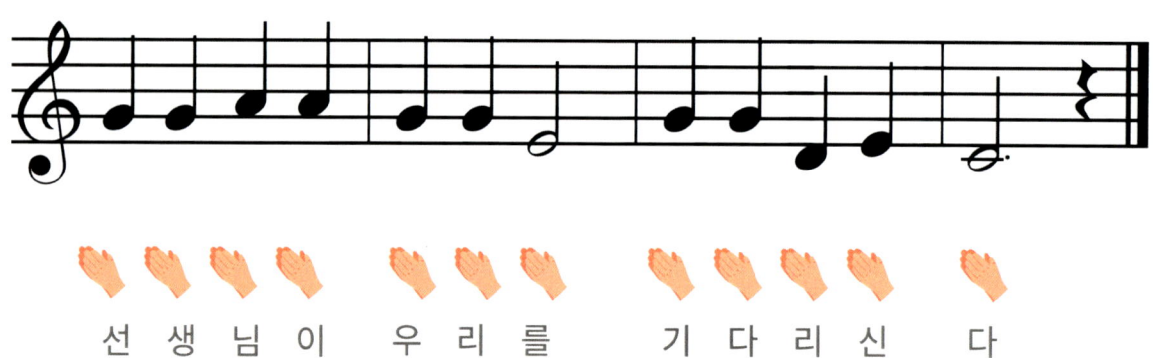

선 생 님 이   우 리 를   기 다 리 신   다

년   월   일   요일

나에게 힘이 되는 것

아래 내용을 읽고 답해보세요.

힘든 상황에서 도움을 받은 기억이 있나요?
내가 힘들 때 나에게 위안을 주는 것들이 무엇이 있는지 적어보고
힘든 상황이 다시 찾아왔을 때 기억해 보도록 해요.

❀ 힘든 상황에서 나에게 가장 큰 위안을 주었던 사람이 있나요?

_____

_____

❀ 내 마음이 가장 편해지는 공간은 어디인가요? 그 이유는 무엇인가요?

_____

_____

❀ 내게 힘을 주는 나만의 소중한 물건이 있나요? 아래 빈칸에 그려보고
   그 이유를 적어보세요.

추억이 담긴 물건을 그려보세요.

년 월 일 요일

명화 감상하기
아래 명화를 감상하고 질문에 답해보세요.

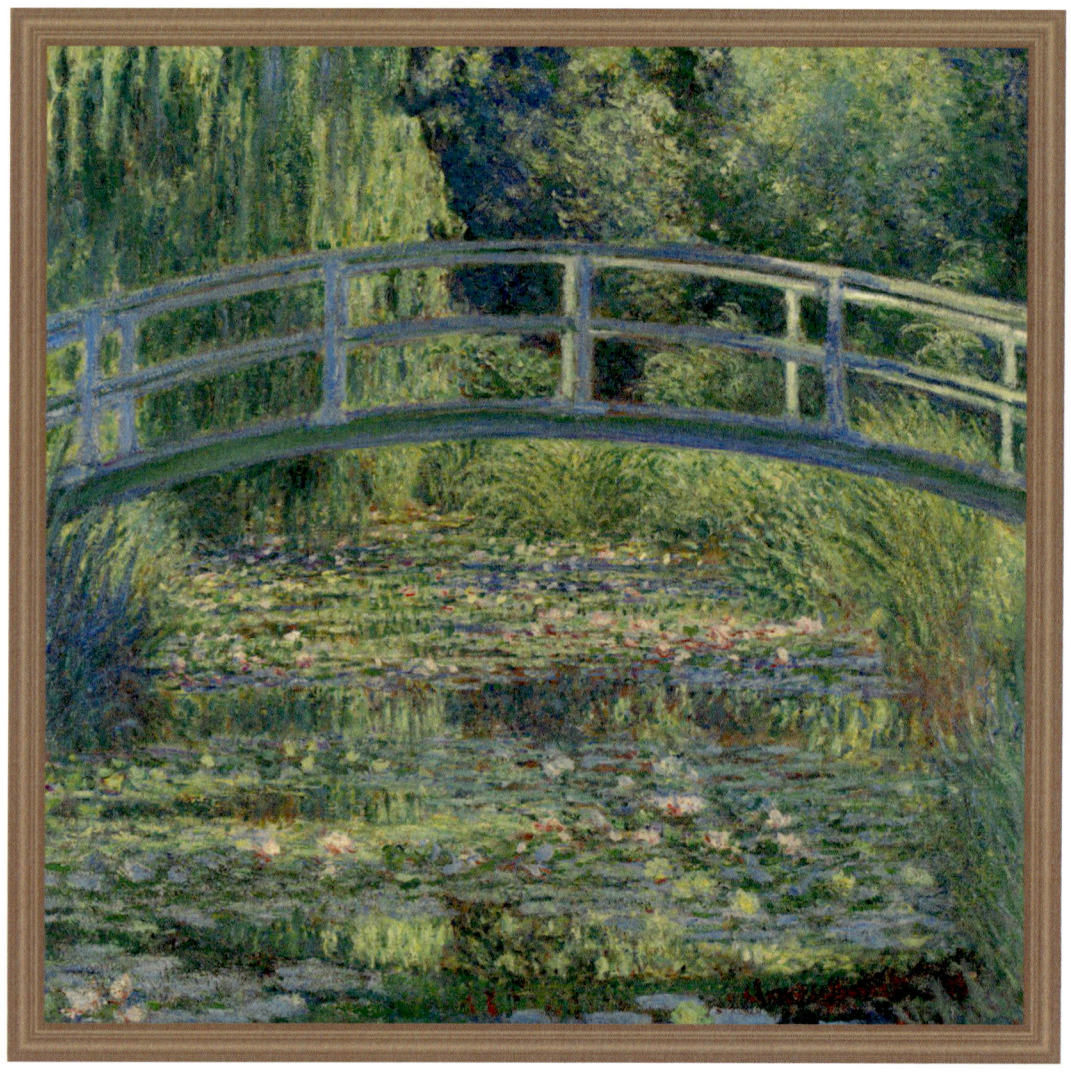

클로드 모네, <수련이 있는 연못>(1899)

❋ <수련이 있는 연못>을 보고 어떤 느낌이 드나요? 자유롭게 적어보세요.

년   월   일   요일

공원 모습 기억하기 1

공원 모습을 잘 기억하고, 다음 장으로 넘어가세요.

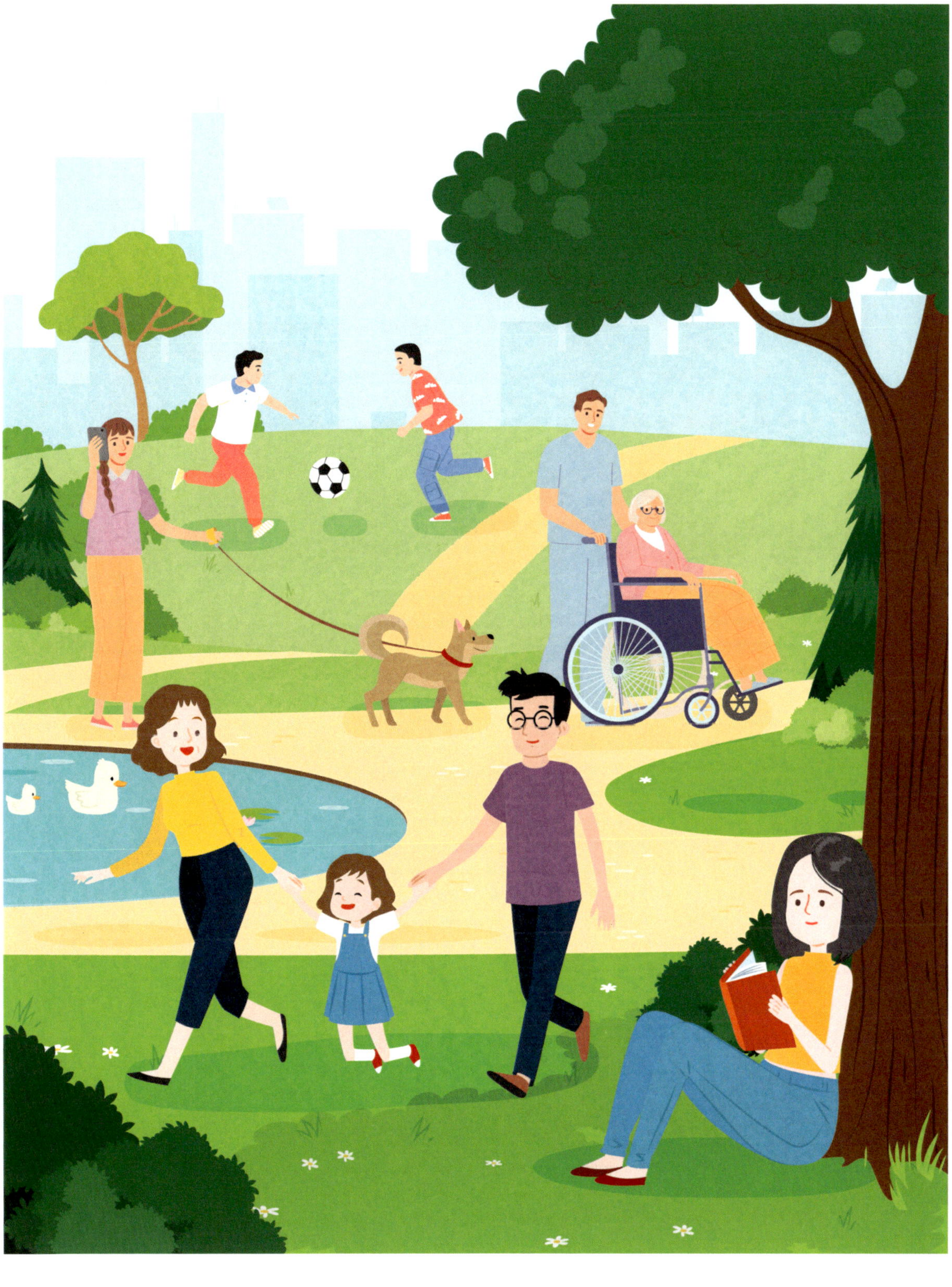

년 월 일 요일

공원 모습 기억하기 2

앞 장을 잘 기억해 보고, 아래 질문에 답해보세요.

❋ 1. 나무에 기대어 앉아 있는 여자가 들고 있는 책은 무슨 색인가요?

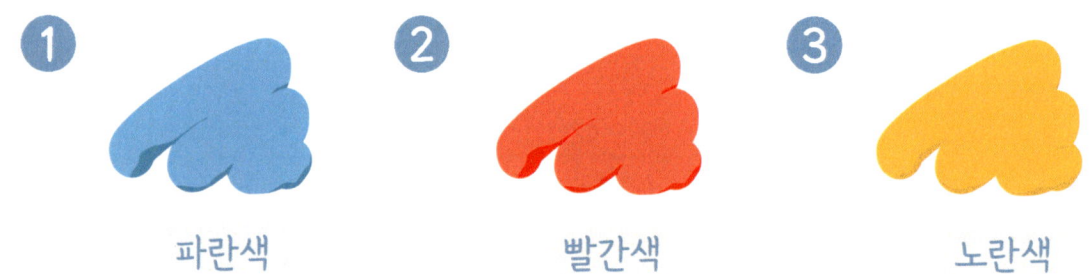

❋ 2. 공원에 있는 것을 골라보세요.

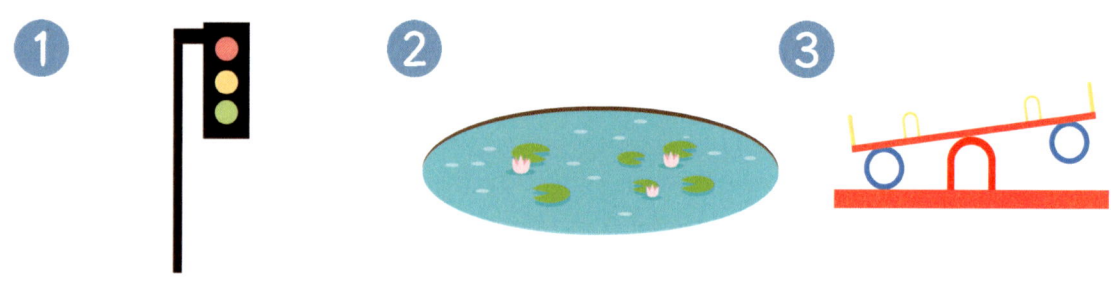

❋ 3. 통화를 하고 있는 여자가 데리고 있는 애완동물은 무엇인가요?

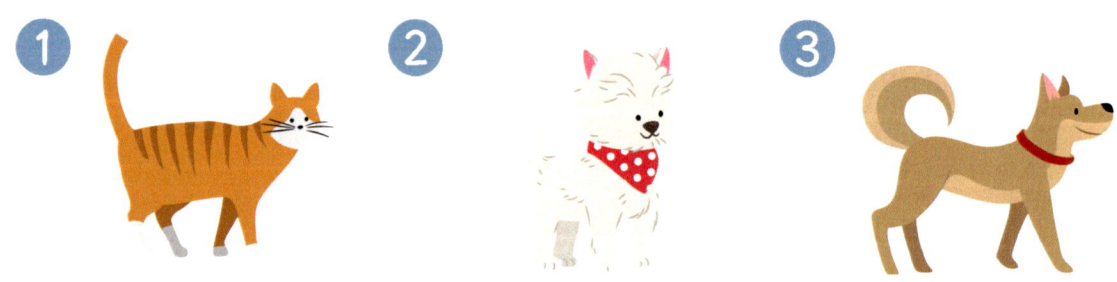

❋ 4. 남자아이들이 가지고 놀고 있는 공은 무엇인가요?

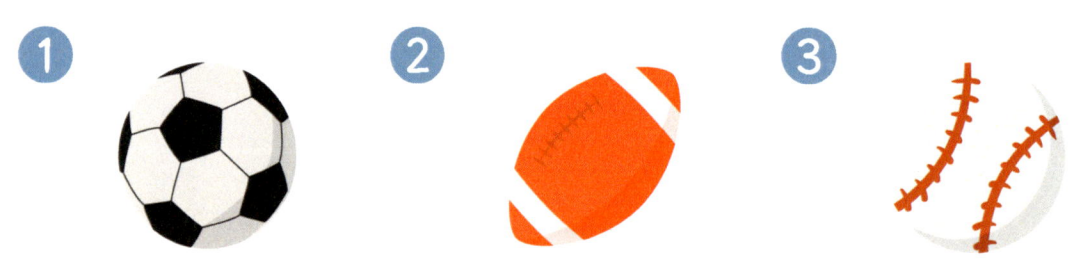

년 월 일 요일

마음 내려놓기

아래 도움 글을 참고하여 아래 말풍선을 채워보세요.

아무에게도 말하지 못한 비밀이나 말이 있나요?
아래 말풍선에 마음을 털어놓아 보세요. 글을 다 적었다면,
글이 보이지 않게 말풍선을 꼼꼼하게 색칠하세요.

년   월   일   요일

알록달록 색동 이불

가족들이 함께 덮고 있는 색동 이불을 예쁘게 색칠해 보세요.

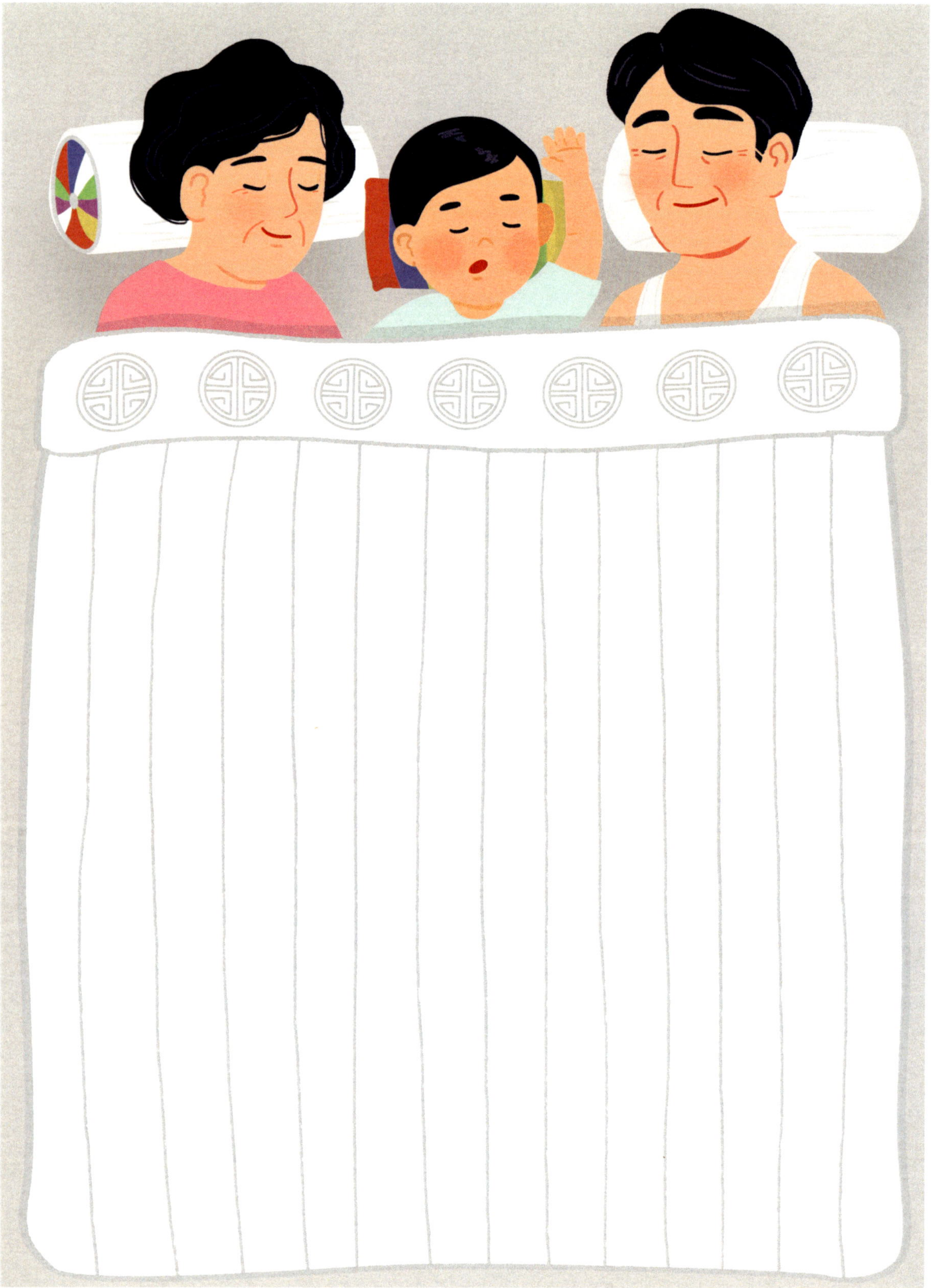

년   월   일   요일

감사 일기

솔직하고 자유롭게 감사 일기를 적어보세요.

감사 일기 쓰는 법

첫 번째. 오늘 하루를 천천히 되돌아보세요.
두 번째. 오늘 있던 감사한 일을 떠올려 보세요.
세 번째. 한 줄이라도 좋으니, 떠올린 내용을 적어보세요.

❁ 오늘 있었던 감사한 일과 감사한 대상에 대해 적어보세요.

❁ 위의 내용을 왜 감사하다고 느꼈는지 적어보세요.

❁ 스스로에게 감사한 점을 적어보세요.

정답

p.10

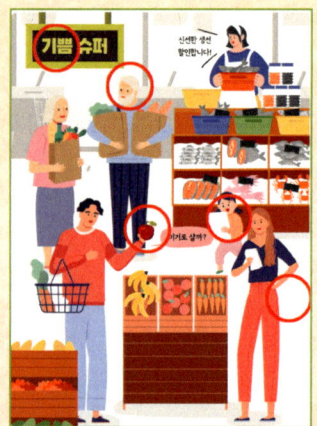

p.13

끝말잇기 규칙에 맞는 단어는 모두 사용 가능합니다. 아래 단어는 예시로 참고하세요.

복숭아, 갑부
요리사
도깨비, 기분
사직서, 울음
수요일, 마음
본명, 함박눈
대나무, 무게, 게시판

p.17

가로 1 숟가락
가로 2 고양이
가로 3 토마토
세로 1 젓가락
세로 2 토요일
세로 3 고구마
세로 4 넥타이

p.18

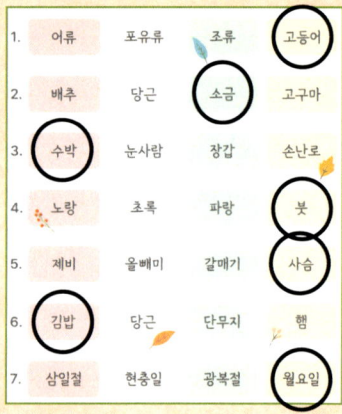

p.19

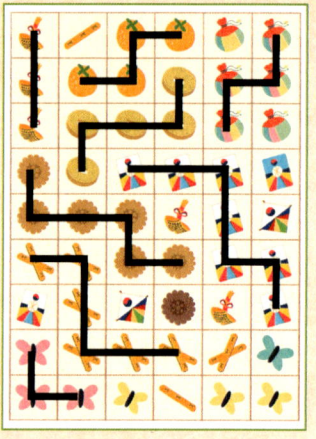

p.21

1) 3번
2) 2번
3) 3번
4) 1번
5) 3번

p.28

1) 2번
2) 2번
3) 3번
4) 1번